THÈSE

POUR

LE DOCTORAT EN MÉDECINE,

Présentée et soutenue le 9 mai 1865,

Par Augustin-François CHAUMEZIÈRE,

né à Charchigné (Mayenne),

ex-Chirurgien de la marine Impériale.

FIÈVRE CATARRHALE

ÉPIDÉMIE OBSERVÉE A BORD DU VAISSEAU LE *DUGUAY-TROUIN*

Aux mois de Février et Mars 1862.

Le Candidat répondra aux questions qui lui seront faites sur les diverses parties
de l'enseignement médical.

PARIS

A. PARENT, IMPRIMEUR DE LA FACULTÉ DE MÉDECINE,

(SUCCESSEUR DE M. RIGNOUX,)

31, rue Monsieur-le-Prince. 31.

1865

FACULTÉ DE MÉDECINE DE PARIS.

Doyen, M. TARDIEU.

Professeurs. MM.

Anatomie.	JARJAVAY.
Physiologie.	LONGET.
Physique médicale.	GAVARRET.
Chimie organique et chimie minérale.	WURTZ.
Histoire naturelle médicale.	BAILLON.
Pathologie et thérapeutique générales.	ANDRAL.
Pathologie médicale.	BÉHIER. / MONNERET.
Pathologie chirurgicale.	DENONVILLIERS. / GOSSELIN.
Anatomie pathologique.	CRUVEILHIER.
Histologie.	ROBIN.
Opérations et appareils.	MALGAIGNE.
Pharmacologie.	REGNAULD.
Thérapeutique et matière médicale.	TROUSSEAU.
Hygiène.	BOUCHARDAT.
Médecine légale.	TARDIEU.
Accouchements, maladies des femmes en couches et des enfants nouveau-nés.	PAJOT.
Clinique médicale.	BOUILLAUD. / PIORRY. / GRISOLLE. / N. GUILLOT.
Clinique chirurgicale.	VELPEAU. / LAUGIER. / NÉLATON. / JOBERT DE LAMBALLE.
Clinique d'accouchements.	DEPAUL.

Doyen hon., M. le Baron PAUL DUBOIS. — *Prof. hon.*, MM. CLOQUET et ROSTAN.

Agrégés en exercice.

MM.	MM.	MM.	MM.
AXENFELD.	EMPIS.	LIÉGEOIS.	REVEIL.
BAUCHET.	FANO.	LORAIN.	SÉE.
BLOT.	FOUCHER.	LUTZ.	TARNIER.
CHARCOT.	GUILLEMIN.	PARROT.	TRÉLAT.
CHAUFFARD.	HÉRARD.	POTAIN.	VULPIAN.
DOLBEAU.	HOUEL.		
DUCHAUSSOY.	LABOULBÈNE.		

Agrégés libres chargés de cours complémentaires.

Cours clinique des maladies de la peau.	MM. HARDY.
— des maladies des enfants.	ROGER.
— des maladies mentales et nerveuses.	LASÈGUE.
— d'ophthalmologie.	FOLLIN.
— des maladies des voies urinaires.	VOILLEMIER.

Chef des travaux anatomiques, M. SAPPEY, agrégé hors cadre.

Examinateurs de la thèse.

M. GRISOLLE, *président;* BÉHIER, FANO, AXENFELD.

M. FORGET, *Secrétaire.*

A MON PÈRE, A MA MÈRE

Reconnaissance, attachement filial.

A MON FRÈRE EUGÈNE

A LA MÉMOIRE

DE MON FRÈRE NARCISSE

A MES PARENTS

A MES AMIS

[illegible]

[illegible]

[illegible]

F. VERRIER

[illegible]

FIÈVRE CATARRHALE

ÉPIDÉMIE

OBSERVÉE A BORD DU VAISSEAU LE *DUGUAY-TROUIN*

Aux mois de février et mars 1863.

AVANT-PROPOS.

Le *Dugay-Trouin*, vaisseau mixte de 100 canons, portant le pavillon du contre-amiral Larrieu revenait de station des mers du Sud (côte occidentale d'Amérique), après une campagne de trois ans et deux mois, se dirigeait vers Brest, lorsque, quatre jours après avoir quitté la rade de Gorée, éclatait tout à coup à son bord une épidémie de fièvre catarrhale. Le 18 février 1863, jour de l'apparition des premiers cas, nous nous trouvions en pleine mer par le 19° 08' de latitude nord, et le 19° 14' de longitude ouest, c'est-à-dire à peu près à 43 lieues au vent de l'île Saint-Vincent et à 157 sous le vent du continent africain. La rareté des épidémies de cette nature à bord de nos bâtiments à la mer, l'explosion soudaine de celle que nous observions sous des latitudes si élevées, au milieu des conditions météorologiques en apparence si favorables, nous portèrent à étudier attentivement ses caractères et sa marche et à les noter soigneusement afin de pouvoir en faire une relation qui pourrait peut-être ne pas paraître sans intérêt. Ce n'est donc pas une histoire dogmatique de la grippe que nous avons entreprise, mais bien le simple tracé historique d'une épidémie qu'il nous a été donné de suivre pas à pas dans toutes ses phases. Puisse notre travail, qui n'a peut-être d'autre mérite que celui de la sincérité, paraître aux yeux de nos juges de quelque valeur et mériter leur approbation !

Nous diviserons notre relation en deux parties. La première comprendra la description de la maladie avec les diverses formes sous lesquelles elle s'est présentée à nous, sa marche, son diagnostic et le traitement qui fut suivi. Dans la seconde, nous exposerons les conditions hygiéniques et météorologiques où nous nous trouvions placés avant et pendant l'épidémie; nous jetterons aussi un rapide coup d'œil retrospectif sur notre campagne; enfin un article sera consacré à étudier l'influence générale de l'épidémie sur notre équipage.

PREMIÈRE PARTIE.

I.

Nous avons adopté le nom de *fièvre catarrhale*, appliqué déjà à cette affection par des pathologistes distingués, en particulier par MM. les professeurs Monneret, Fuster, etc., etc. Cette dénomination nous a paru préférable à toute autre, parce que, de toutes celles qui ont cours dans la science, aucune ne rappelle d'une manière aussi nette et aussi générale les deux caractères prédominants, deux des éléments essentiels de la maladie, la *fièvre* et les *flux des muqueuses*. Il nous importe peu d'ailleurs d'imposer un nom, et notre but sera rempli si dans notre description, tracée au milieu de nos malades, sans souci des descriptions antérieures à la nôtre et avec la plus scrupuleuse exactitude, on reconnaît les caractères principaux de cette maladie générale, épidémique, connue et décrite sous les noms divers de « affection catarrhale, bronchite catarrhale, épidémique, « influenza, grippe, etc., etc. »

SYMPTÔMES.

En étudiant attentivement les symptômes présentés par la plupart de nos malades, il nous a semblé qu'ils pouvaient être divisés en trois périodes distinctes, que nous avons dénommées, en prenant le caractère prédominant dans chacune d'elles : 1re *période*, d'invasion ou de concentration ; 2e *période*, de réaction fébrile, et congestion ; 3e *période*, catarrhale.

1re *période*. — Rarement, surtout pendant les deux premiers jours de l'épidémie, la maladie a eu un début brusque. Nous voulons dire par là que presque toujours les symptômes caractéristiques de la fièvre catarrhale ont été annoncés et précédés par des troubles variés, prodromiques, dont la valeur au début de l'épidémie était loin de celle qu'ils acquirent un peu plus tard, en annonçant infailliblement l'invasion de la maladie. C'étaient de la pâleur de la face, un malaise indéfinissable, un grand découragement, une grande faiblesse et une lassitude portés parfois à un degré extrême, et nullement en rapport avec les travaux antérieurs, rendant pénible le moindre effort ; des frissons vagues, irréguliers, parcourant tout le corps ; des bouffées de chaleur alternant avec des sensations de froid partielles ou générales, enfin des douleurs passagères ou tenaces dans les muscles des membres et dans une ou plusieurs articulations ; ces dernières, peu vives en général, nous ont paru plus particulières aux individus chez lesquels nous avions constaté antérieurement un état rhumatismal.

La faiblesse, jointe à une exquise sensibilité au froid et à un découragement subit sans cause apparente, rendait les malades incapables de tout effort musculaire ; ils se traînaient péniblement vers l'hôpital et quelques-uns nous furent apportés dans un véritable état lipothymique. Pâles, tremblotants, la figure anxieuse, *grippée*, ils semblaient demander s'ils n'étaient pas sous le coup d'une maladie grave. Ils n'accusaient que peu de céphalalgie, d'abord, mais bientôt elle atteignait un haut degré d'intensité et de fixité. Nous reviendrons sur cette douleur, qui formait un des caractères les plus importants de la seconde période.

Le pouls était petit, peu fréquent, concentré ; la peau sèche, aride, conservait sa température normale, malgré les sensations de froid éprouvées par le malade ; peu de gêne respiratoire, chez quelques-uns, de l'anxiété précordiale, des palpitations intermittentes, soif peu vive, dégoût pour les aliments, intelligence nette. Tels furent les symptômes que nous observâmes le plus fréquemment durant cette période, dont la durée, à peine de deux à trois heures en général, ne dépassa jamais dix heures.

2° période. — Lorsque les malades étaient arrivés à cette période, pendant laquelle, du reste, le plus grand nombre d'entre eux vinrent à l'hôpital réclamer des secours et se faire exempter du service, que leur souffrance augmentant de plus en plus ne leur permettait plus de continuer, on remarquait l'état suivant, indice d'une réaction fébrile générale accompagnée de phénomènes congestifs vers plusieurs organes :

Face rouge, animée, parfois déjà un peu mouillée par la sueur ; veines du front et du cou turgescentes, yeux larmoyants et brillants, conjonctives plus ou moins rouges; vertiges, bourdonnements d'oreille, sensation de chaleur brûlante répandue par tout le corps, physionomie de gens ivres ou hébétés. A ces phénomènes se joignait un symptôme très-pénible, qui absorbait presque toute leur attention, et dont ils se plaignaient incessamment : c'était une céphalalgie très-vive, occupant toute la tête parfois, mais le plus souvent localisée, soit à la région occipitale, soit à la région frontale ou sus-orbitaire. Accompagnée de battements douloureux, elle faisait dire à l'un d'eux, dont je cite l'expression énergique : « On me fend la tête avec une hache. » Le globe des yeux était lui-même le siége d'une vive douleur, qui augmentait par la pression ou par l'action d'une vive lumière.

Le nez enchifrené, douloureux, surtout à la racine, laissait voir sa muqueuse rouge, un peu boursouflée, sans trace d'écoulement; elle était au contraire le siége d'une sécheresse fort incommode.

Presque tous nos malades accusaient de la douleur au fond de la gorge, ou un simple picotement de cette même partie et du larynx, accompagné d'un enrouement très-prononcé, à timbre très-sourd, sans aphonie cependant, et sans gêne considérable dans la déglutition. Par l'inspection de la bouche et du pharynx, on ne constatait qu'une rougeur érythémateuse plus ou moins vive, rarement une tuméfaction considérable du voile du palais, de la luette, des amygdales, etc. Chez aucun malade nous n'avons vu de concrétions pseudo-membraneuses, ni de matière pultacée. La muqueuse de la bouche avait perdu une grande partie de sa sensibilité gustative, qui était même abolie complétement chez quelques-uns. Nous avons vu un certain nombre de fois l'engorgement des ganglions sous-maxillaires accompagner les symptômes dont nous venons de parler.

Dès le début, les troubles du côté des organes respiratoires fixaient l'attention du malade et du médecin. Une toux pénible, quinteuse, sans expectoration à cette époque, retentissait douloureusement dans toute la poitrine, accompagnée d'oppression, d'une chaleur vive ou d'un sentiment de déchirure sur le trajet des grosses bronches, derrière le sternum, avec endolorissement des muscles du thorax et de l'abdomen ; les douleurs étaient souvent loin d'être en rapport avec l'intensité et la fréquence de la toux. La poitrine avait conservé sa sonorité, et l'auscultation ne faisait percevoir autre chose et non constamment, que des râles ronflants et sibilants disséminés.

Un autre symptôme très-commun, assez pénible et assez douloureux pour arracher des cris à des hommes que nous savions courageux, consistait dans un violent lumbago. Les autres muscles du corps, surtout ceux de la région cervicale postérieure, et des membres inférieurs, étaient aussi le siége de tiraillements, de crampes, ou parfois de douleurs contusives très-violentes.

Pendant que ces symptômes agitaient et inquiétaient les malades, on constatait une fièvre très-intense. Le pouls dur, développé, s'élevait à 100, 110 pulsations avant l'apparition des sueurs; la peau sèche, très-chaude au toucher, était le siége de rougeurs diffuses disparaissant à la pression, mais ne présentant aucun caractère des éruptions rubéolique ou scarlatineuse. Quelques-uns se plaignaient d'y éprouver des picotements ou des démangeaisons intolérables. La soif était déjà vive, mais moins qu'elle ne l'était plus tard après l'apparition des sueurs ; l'inappétence complète. Ils étaient agités; souvent l'insomnie les tourmentait, ou leur sommeil était interrompu par des rêvasseries pénibles, et nous avons constaté un léger délire chez un certain nombre d'entre eux.

Plus tard, quelques heures en général seulement après le début de cette fièvre intense, soit spontanément par le repos ou la chaleur du lit, soit sous l'influence de boissons chaudes et légèrement stimulantes, le pouls perdait peu à peu de sa dureté et de sa fréquence; la peau prenait une chaleur plus douce et plus uniforme et se couvrait d'une sueur générale abondante, qui soulageait beaucoup les malades. Cette sueur paraissait bien véritablement être une crise de la maladie; car aussitôt qu'elle paraissait, on voyait s'amender ou disparaître les symptômes fâcheux notés plus haut, la céphalalgie, l'agitation, l'anxiété précordiale, les douleurs des membres; la toux devenait moins déchirante; les malades pouvaient dormir, et le pouls se rapprochait insensiblement de son rhythme normal, tout en restant encore plus développé et plus fréquent.

Nous n'avons rien à dire de l'état du sang; la saignée ne fut pas pratiquée une seule fois.

Cette diminution progressive dans les symptômes, toujours liée à l'apparition de sueurs plus ou moins abondantes, quelquefois excessives, se manifesta avec une rapidité variable, suivant les sujets; elle ne tarda jamais plus de trente-six à quarante-huit heures avant de se montrer. La rémission dans les principaux accidents et la présence de la sueur se montrèrent à nous tellement liées entre elles, que dès le deuxième ou troisième jour de l'épidémie, voyant celle-ci apparaître, nous pouvions presque à coup sûr annoncer à nos malades qu'ils allaient être bientôt soulagés, et notre pronostic fut rarement pris en défaut.

Dans un petit nombre de cas, la maladie a paru se terminer là, sans laisser d'autres traces de son passage qu'une faiblesse excessive, hors de toute proportion avec la durée et la gravité de l'affection. Quelques-uns de ceux-là virent reparaître la fièvre à différents intervalles, une fois, deux fois, surtout le soir et pendant la nuit; mais à des heures trop peu fixes et avec des caractères trop variés pour qu'on pût y voir une véritable intermittence.

Enfin, chez le plus grand nombre d'hommes, la fièvre a continué avec des exacerbations marquées, surtout le soir, pendant deux à trois jours, accompagnée déjà à son déclin, ou suivie de symptômes nouveaux, parmi lesquels les hypersécrétions se placèrent en tête, par leur constance et formèrent le caractère prédominant de la troisième période.

Troisième période. — Comme nous l'avons vu plus haut, la fièvre, après avoir duré un certain temps avec les caractères déjà notés, ou cessait complétement, ce qui était le plus rare, ou diminuait peu à peu d'intensité. C'est alors que nous observions un flux, en général très-abondant, du côté des muqueuses qui, pendant la période précédente, avaient été le siége d'une congestion plus ou moins vive. Ainsi, la muqueuse nasale boursouflée, tendue, luisante vers les ailes, laissait écouler un liquide incolore, très-aqueux, qui ne disparaissait guère qu'au bout de deux ou trois jours, pour faire place, en s'épaississant et en diminuant de plus en plus, à la sécrétion normale. Mais la muqueuse olfactive ne reprenait que lentement et quelquefois longtemps après ses facultés sensoriales spéciales.

Les yeux laissaient écouler un liquide filant, peu opaque, et ils restaient quelque temps chassieux.

Mais les phénomènes les plus importants se manifestèrent du côté des muqueuses laryngienne et bronchique. La toux, si pénible au début de la maladie pendant l'état de sécheresse des muqueuses, se modifiait rapidement pendant que se montrait la sueur; elle était moins rauque, moins quinteuse; elle devenait plus humide et retentissait moins douloureusement dans toute la poitrine. L'oppression, la gêne respiratoire, que nous n'avions jamais vue portée à un haut degré, jusqu'à l'orthopnée, par exemple, diminuait. Par l'expectoration très-abondante et assez difficile au début, les malades rejetaient des crachats muqueux, peu aérés, larges, transparents, très-fluides, au milieu desquels surnageaient de petits grumeaux de matiére plus opaque, blanchâtre ou jaunâtre. L'auscultation pratiquée un assez grand nombre de fois, surtout chez les sujets qui paraissaient le plus souffrir du côté des organes thoraciques, ne nous a jamais laissé percevoir d'autres signes que ceux d'une bronchite ordinaire, c'est-à-dire des râles sibilants et quelquefois râles muqueux disséminés.

Le plus souvent alors la céphalalgie avait disparu ou avait fait place à une simple pesanteur ; il en était de même des autres douleurs. La soif était très-vive, avec le même dégoût pour les aliments solides. La figure des malades avait perdu son air anxieux ; elle était plus épanouie, et, après une aussi forte secousse, elle paraissait exprimer un certain degré de bien-être. L'enrouement diminuait avec l'expectoration, mais ne disparaissait que lentement, et persistait souvent encore longtemps après la disparition des autres symptômes. Enfin la faiblesse était toujours très-grande.

En dehors des cas dans lesquels les troubles du côté du tube intestinal ont tellement prédominé qu'il nous a paru convenable d'en faire une description spéciale, la constipation était un fait général pendant les premières périodes de la maladie. Mais à cette époque, en même temps que les autres flux muqueux, ou après eux, nous notions généralement, précédée de coliques, de la diarrhée, véritable hypersécrétion de l'intestin, consistant dans des matières liquides jaunâtres ou blanchâtres plus ou moins abondantes. Quelques malades n'ont eu que deux de ces selles, d'autres un plus grand nombre, mais jamais inquiétantes. Jamais nous n'y avons noté la présence du sang, et le plus souvent elles n'étaient pas accompagnées de vives douleurs. Un fait assez singulier que nous avons noté sur plusieurs sujets et sur nous-même, c'est le mode de succession des flux. D'abord apparaissait l'expectoration bronchique, qui durait un jour ou deux ; elle cessait pour faire place à l'écoulement nasal, qui disparaissait à son tour rapidement et complétement pour être remplacé par la diarrhée. Celle-ci venait en dernier lieu clore pour ainsi dire la série des manifestations morbides.

MARCHE, DURÉE, TERMINAISON.

Pendant toute la durée de l'épidémie, c'est-à-dire du 18 février au 8 mars, jour de notre entrée en rade de Brest, la maladie n'a pas toujours suivi cette marche régulière et à peu près constante que nous avons essayé de décrire avec autant d'exactitude que possible. Dès le 28 février, elle se présentait chez un grand nombre de sujets avec des modifications qui, tout en les atténuant, laissaient subsister le fonds commun, les traits caractéristiques de l'influence épidémique, mais aussi dénotaient d'autres influences dont je parlerai plus loin.

Dans notre description, nous avons eu particulièrement en vue les cas les plus nombreux et les mieux caractérisés qui se sont présentés à nous pendant la période la plus active de l'épidémie, du 19 février au 29 février. Les différences que nous avons notées alors portèrent, non sur la nature et la forme des accidents, mais sur leur intensité; car notre épidémie ne fit pas exception à toutes les autres épidémies; il y eut des différences de degrés dans la gravité des cas observés. Chez l'un, la fièvre sinon manquait absolument, du moins était peu vive. Chez un autre, la faiblesse excessive, ou les vives douleurs, ou les phénomènes congestifs, ou les flux étaient moins marqués ou faisaient défaut; mais il restait toujours une somme de symptômes caractéristiques qui ne permettait pas de méconnaître l'influence de la même cause générale.

En faisant le relevé des hommes exemptés de service pour cette seule maladie depuis le 18 février jusqu'au 8 mars, nous avons trouvé un total de 421 sur 917 personnes présentes à bord. La durée moyenne de la maladie calculée sur tous ces hommes a été de trois à quatre jours seulement; mais nous ne croyons pas pouvoir prendre ce chiffre comme représentant exactement la durée de la maladie, pour des raisons que nous exposerons plus tard.

Quoi qu'il en soit, la terminaison fut constamment favorable.

Chez quelques-uns l'épistaxis, répétée une ou plusieurs fois, a paru servir de crise aux accidents; chez un grand nombre nous avons vu apparaître à leur déclin un *herpes labialis*. La diarrhée qui était souvent le dernier symptôme dans l'ordre de succession des phénomènes morbides qui ont caractérisé cette épidémie, était aussi le dernier à disparaître, et presque toujours sans nécessiter un traitement spécial. La convalescence s'établissait en général franchement et régulièrement : l'affection ne laissait d'autre trace de son passage que de la toux, de l'enrouement, une expectoration plus ou moins abondante, mais facile, et surtout une grande faiblesse, qui était peu en rapport avec sa bénignité et son peu de durée. Le retour de l'appétit était prompt : cependant chez quelques-uns il restait languissant, la langue blanchâtre et sale; un léger purgatif a suffi le plus souvent pour rendre aux voies digestives toute leur activité fonctionnelle.

DIAGNOSTIC.

Nous désirons qu'on ne se méprenne pas sur notre intention en inscrivant le titre de cet article. En effet, nous conformant à notre programme et nous restreignant au rôle de simple historien, nous n'avons pas voulu établir d'une manière générale la diagnostic de la fièvre catarrhale, pas plus que nous n'avons eu la pensée d'en faire l'histoire complète. Le but de ce paragraphe n'a pas été autre que celui d'exposer quelques réflexions sur ce que cette partie de notre art pouvait présenter de particulier dans les circonstances où nous nous trouvions placé.

Si l'on est appelé à se prononcer sur une maladie, lorsque déjà on a noté précédemment et dans le même temps une influence épidémique, de quelque nature qu'elle soit, le diagnostic est généralement facile : alors le moindre symptôme devient souvent un indice suffisant pour asseoir son jugement et annoncer l'apparition du mal régnant. Mais, au début d'une épidémie, lorsque rien n'a encore pû faire prévoir au médecin son invasion, que les cas ne sont ni nombreux, ni suffisamment caractérisés, son esprit peut encore rester dans le doute. Tel fut l'embarras où nous nous trouvâmes personnellement le 18 février. Le matin ou dans le courant de la journée, il était entré à l'hôpital quelques malades, les uns atteints de bronchite légère, les autres d'une fièvre intense, sans caractère spécial. Dans la soirée du même jour, ou dans la nuit, me trouvant de *semaine de garde*, je fus appelé à l'hôpital pour constater l'état de maladie de plusieurs hommes, qui se plaignaient de ne pouvoir rester à leur poste et réclamaient leur exemption du service avant la visite générale du matin.

Frissons répétés, suivis d'une fièvre intense, un peu de gêne respiratoire, de la toux sans douleur vive, localisée dans un des points de la poitrine, absence de crachats caractéristiques, enfin invasion brusque de la maladie chez des hommes qui le matin jouissaient encore de la plus parfaite santé : voilà les principaux symptômes que nous constatons. Dans de telles circonstances il était difficile d'admettre une inflammation des organes thoraciques, dont aucun phénomène stéthoscopique d'ailleurs ne dénonçait l'existence. Aussi ayant noté sur quelques-uns des 5 malades que nous examinâmes à ces heures, outre les symptômes généraux, quelques râles sonores dans la poitrine, nous avions provisoirement diagnostiqué *bronchite*, et chez quelques autres, en l'absence de toute manifestation du côté des voies respiratoires, *fièvre éphémère*.

On pouvait penser encore à la rougeole, mais l'absence de toute fièvre éruptive à bord comme à terre, l'âge de nos hommes, rendaient cette opinion peu probable.

Malgré quelques apparences communes avec les accès de fièvre paludéenne, je ne m'arrêtai pas à cette idée pour les raisons suivantes. Durant notre longue campagne, nous avions eu le temps de connaître les malades atteints de paludisme, qui étaient rares du reste ; ils n'étaient pas du nombre de ceux que nous examinions. Depuis quatre jours seulement nous avions quitté Gorée, île de la dépendance de notre colonie du Sénégal et qui passe aux yeux de tous les observateurs pour en être le point, sinon le plus, au moins l'un des plus salubres. Il nous semblait que la fièvre intermittente n'y devait point prendre naissance parce qu'elle n'y trouve pas les conditions de son développement. Cette île, en effet, n'est à proprement parler qu'un rocher étroit, sans marais, sans trace de végétation, à l'exception de quelques arbres plantés récemment comme ormentation, et entièrement couverte de maisons et de constructions militaires. Un certain nombre de nos hommes, il est vrai, avaient été envoyés dans la presqu'île du Dakar, située à environ 4 milles de Gorée, où cette maladie règne à l'état endémique. Mais, outre que les marécages n'y existent que dans des points où ils n'avaient pu parvenir, ni pendant notre mouillage, ni depuis notre départ qui avait eu lieu le 14, pas un seul accès ne s'était manifesté à notre bord. Toutes ces raisons, jointes aux caractères distinctifs de la maladie fit que notre esprit ne s'arrêta pas à cette idée.

Du reste, dès le lendemain matin, le doute n'était plus permis : le nombre considérable des entrants pour la même affection, les caractères mieux dessinés de la fièvre catarrhale, que nos malades de la veille avaient revêtus pareillement et sur lesquels il nous semble inutile de revenir après la description que nous avons faite, enfin le diagnostic plus éclairé de M. le Dr Deloux de Savignac, chirurgien major du vaisseau, dénonçaient l'existence et la nature de l'épidémie avec laquelle nous allions nous trouver aux prises.

II

FORMES PARTICULIÈRES.

Jusqu'à présent, nous l'avons dit, nous n'avons eu en vue que les casles plus nombreux, la forme, si l'on veut, la plus générale de la maladie. Lorsqu'une cause aussi puissante, aussi générale que celle qui paraît produire une épidémie, sévit sur une population, il ne faut pas s'attendre à voir tous les individus subir son influence de la même façon. Tous ne présentent pas exactement les mêmes symptômes : ceux-ci n'ont pas toujours la même marche, la même intensité, et, tout en offrant un fonds commun, trace incontestable et facile à reconnaître d'une même cause, ils affectent des différences qui tiennent à des idiosyncrasies, à la constitution des sujets ou à toute autre cause difficile à prévoir et à saisir. Nous n'avons pas tenu compte des cas qui s'éloignaient trop peu du type commun pour mériter autre chose qu'une simple mention. Mais, en dehors de ces cas, que nous n'avons pas cru devoir distraire de notre description générale, nous en avons observé d'autres dans lesquels la marche ou la prédominance de certains symptômes, l'apparition insolite de certains autres ont donné à la maladie une physionomie tellement spéciale qu'il nous a paru intéressant de les décrire à part. Nous les avons réunis sous deux groupes principaux, que nous avons désignés par les noms de *forme gastro-intestinale* et de *forme nerveuse*, tout en reconnaissant que ces divisions n'ont rien que d'arbitraire, et que par leur cause comme par leur nature, ils ne se séparent pas de la maladie qui a été plus longuement décrite plus haut.

Forme gastro-intestinale.

Peu de temps après l'invasion du mal, pendant ou immédiatement après le développement des symptômes de la première période, tels que nous les avons retracés plus haut, les malades atteints de cette forme se présentaient avec un pouls petit, et sans beaucoup de fréquence, avec des nausées suivies de vomissements et de diarrhée. La face était pâle, grippée, les traits abattus ; la peau froide et souvent couverte d'une sueur visqueuse : des douleurs vives, exacerbantes, augmentant par la pression, et siégeant à l'épigastre et à l'abdomen, se montraient avec les vomissements spontanés, composés de matières aqueuses, un peu filantes, blanchâtres quelquefois un peu colorées par la bile : ils se répétaient à chaque ingestion de liquide. La langue blanche, humide, était peu sale. Les selles se montraient en même temps très-fréquentes, un peu glaireuses, très-liquides, non colorées, de même nature enfin que les matières rejetées par les vomissements : elles étaient accompagnées de coliques, de borborygmes, de gargouillement dans la fosse iliaque droite, et de l'expulsion d'une grande quantité de gaz inodore et d'une soif très-vive. Dans aucun cas nous n'avons noté la présence de selles dysentériques. La nature des selles, leur abondance et leur fréquence, ainsi que les vomissements joints à la douleur du ventre et de l'estomac portent à croire que les voies digestives étaient principalement le siége de la congestion et de l'hypercrinie, qui chez les autres malades s'étaient manifestées plus spécialement du côté des voies respiratoires.

Les malades épuisés par ces évacuations si fréquentes et si abondantes, qu'ils étaient obligés de se présenter à chaque instant au bassin, devenaient de plus en plus pâles, exténués, d'une faiblesse extrême, poussée chez quelques-uns jusqu'à la lipothymie. Grâce aux douleurs vives et à de véritables crampes qu'ils accusaient surtout dans les membres inférieurs, on aurait pu les croire atteints de choléra, si la nature des selles et les circonstances concomitantes n'eussent éloigné cette appréhension.

Quelques heures après le début des accidents, sous l'influence de la chaleur du lit et des boissons chaudes, on voyait comme pour les cas précédents, et plus ou moins rapidement suivant les sujets, s'établir la réaction fébrile, et tous les symptômes gastro-intestinaux suivre peu à peu une marche décroissante. Au bout d'un temps variable, de un à trois jours, les vomissements d'abord, la diarrhée ensuite, avaient disparu, et il ne restait plus qu'une grande faiblesse, portée chez eux à un plus haut degré que chez les autres malades, en raison sans aucun doute de leurs évacuations plus rapides et plus abondantes. Leur traitement a principalement consisté en cataplasmes émollients sur le ventre et en lavements laudanisés. Leur convalescence s'est établie aussi franchement que chez les autres, quoique leur alimentation ait nécessité au début un peu plus de ménagements. [illegible]

Chez beaucoup de malades atteints de cette forme, nous n'avons pas vu se développer le catarrhe des autres muqueuses, ni bronchite, ni coryza. Chez d'autres, ces dernières manifestations ont apparu successivement, mais toujours à un degré moins intense que de coutume. [illegible]

La proportion des malades qui nous ont présenté ces caractères est très-faible; nous n'en avons noté que quinze cas au plus.

2° *Forme nerveuse.*

Comme nous espérons l'avoir fait voir dans notre description générale, la maladie, outre les manifestations morbides du côté des principales muqueuses de l'économie, la congestion des hypersécrétions, a eu un retentissement marqué sur le système nerveux. Il nous reste maintenant à parler de quelques troubles fonctionnels de l'innervation qui nous ont frappé et ont appelé notre attention autant par leur apparition insolite que par leur gravité apparente.

Ainsi plusieurs malades ont été apportés à l'hôpital dans un état syncopal. Ils avaient ressenti les symptômes de l'invasion de l'affection épidémique; puis, tout à coup, ils étaient tombés comme foudroyés au milieu des batteries. Il nous a été donné d'examiner trois de ces malades pendant leur syncope, et nous notions : anéantissement du pouls, perte absolue des facultés intellectuelles, sueur froide sur le front et autour du nez. Cependant la peau restait chaude. Au bout de quelque temps, ils reprenaient leurs sens; sous l'influence des moyens ordinaires, apparaissait une vive réaction générale qui ne présentait rien de particulier, et tout rentrait dans l'ordre commun.

Un de nos malades a été pris tout à coup au déclin de la deuxième période, après s'être exposé à un refroidissement pendant que tout le corps était couvert de sueur, de fourmillements, de mouvements spasmodiques, puis enfin d'une contraction violente siégeant dans les muscles de l'avant-bras des deux côtés; les doigts étaient fortement fléchis et recourbés dans la paume de la main; le pouce caché sous les autres doigts, le poignet également fléchi et l'avant-bras dans la pronation. Le corps des muscles fléchisseurs était dur, non douloureux; leurs tendons résistants sous le doigt. Toute extension spontanée ou provoquée est impossible. Enfin, après vingt minutes de durée, cette convulsion tonique s'est dissipée sans retour sous l'influence de frictions locales excitantes et de sinapismes. Le malade, homme du reste d'une forte constitution, éprouvait en même temps une constriction fort douloureuse à la base de la poitrine.

Au même ordre de faits se rattachent les phénomènes suivants, plus remarquables et plus graves en apparence, qui font le sujet de l'observation suivante :

Un matelot de troisième classe, nommé Ollivier, âgé de 24 ans, d'une forte constitution, d'un tempérament sanguin, jouissant habituellement d'une santé excellente, était entré à l'hôpital vers le cinquième jour de l'épidémie, ne présentant rien de particulier dans les symptômes de l'affection régnante. Aux frissons du début, aux douleurs rhumatoïdes, à la fièvre, avait succédé une sueur très-abondante qui ruisselait de toutes les parties de son corps. Dans cet état, il s'était levé de son hamac et était allé se placer, pour *se rafraîchir*, disait-il, et malgré nos recommandations expresses, sous un de nos grands panneaux (larges ouvertures qui font communiquer entre eux les différents étages d'un bâtiment). Là, il avait été soumis instantanément à un courant d'air très-vif, dont les effets ne tardèrent pas à se faire sentir. Il commença par éprouver une sensation de froid très-intense; les sueurs se supprimèrent; un surcroît de malaise général, des fourmillements, puis de l'engourdissement dans les membres inférieurs, le forcèrent à s'asseoir. Un instant après, ayant voulu se relever, il reconnut avec effroi qu'il ne pouvait plus remuer les jambes, et qu'elles étaient devenues complètement insensibles. C'est alors, vers dix heures du matin, qu'on l'apporta à l'hôpital, et nous constatâmes l'état suivant :

La sensibilité et le mouvement sont complétement éteints dans les jambes, les cuisses, le bassin et la partie inférieure de la paroi abdominale antérieure. Il n'existe pas de contraction dans les membres inférieurs, qui sont dans l'extension complète, et auxquels on peut faire exécuter mécaniquement tous leurs mouvements physiologiques. Toutes ces parties ne sont le siége d'aucune douleur spontanée. Le malade se plaint seulement d'éprouver aux lombes une douleur très-vive; mais le doigt, promené le long de la colonne vertébrale, n'y détermine pas un surcroît de souffrance ni un point plus douloureux que les autres. Malgré tous ses efforts, il ne peut uriner. La fièvre persiste; la peau est chaude et sèche; le pouls dur, développé, la sensibilité intacte partout ailleurs; les facultés intellectuelles saines, sauf une grande inquiétude sur la gravité de ce nouveau mal; enfin la respiration libre, quoique légèrement oppréssée.

Sous l'influence d'excitants locaux, frictions sèches et aromatiques, sinapismes, et de lavements propres à exciter la contractilité organique de l'intestin, les sueurs se montrèrent de nouveau, la sensibilité revint peu à peu, la motilité suivit de près. Enfin, à deux heures de l'après-midi, c'est-à-dire quatre heures après le début des accidents, le malade avait pu uriner seul; il ne ressentait plus qu'un peu d'engourdissement et de lourdeur dans les membres. Le soir, complétement rassuré sur son état, il exécute avec joie et facilité tous les mouvements qu'on lui demande. La guérison s'est maintenue; seulement cet homme est rentré quelques jours plus tard pour des douleurs paraissant exclusivement de nature rhumatismale, qui du reste ont cédé rapidement à un traitement simple.

Nous ne voulons faire suivre ces observations que de courtes réflexions. Le mode de succession des accidents que nous avons retracés, leur apparition brusque, sous l'influence d'un refroidissement subit qui avait arrêté tout à coup la transpiration; enfin, leur disparition rapide, malgré leur apparence grave, n'indiquent-ils pas suffisamment qu'il ne s'agit ici que de troubles fonctionnels du système nerveux? Il semblerait que, dans de semblables circonstances, on eût plutôt à redouter des inflammations viscérales, en particulier des pneumonies. Serait-ce que le *génie* de l'épidémie que nous subissions avait plus de tendance à se manifester par des troubles du côté du système nerveux que par des inflammations locales? Mais constatons simplement ces influences, sans chercher des explications plus ou moins hypothétiques?

TRAITEMENT.

Nous n'avons que peu de chose à dire du traitement qui fut suivi, parce que celui qui fut institué par la sagacité et l'expérience de notre chirurgien-major, secondées par la nature bénigne de l'épidémie, fut aussi simple qu'efficace. D'une manière générale, il se résume en trois moyens principaux : le repos au lit, les boissons chaudes et légèrement stimulantes, pour faciliter ou provoquer la réaction générale, les opiacés.

Entrons à ce sujet dans quelques détails :

On conçoit avec quelles grandes et nombreuses difficultés doit se trouver aux prises un médecin qui exerce à bord d'un bâtiment armé en guerre et en pleine navigation, quand il est obligé de combattre une épidémie qui force dans le même temps un grand nombre d'hommes à réclamer des secours. Que l'on songe seulement à l'impossibilité de l'isolement complet et de l'envoi des malades à terre, à la pénurie des lits et des autres moyens si efficaces et si faciles à trouver dans la pratique ordinaire, d'un côté, et de l'autre aux exigences du service!

Notre petit hôpital, où il n'entrait que dix lits, dont la majorité était déjà occupée, ne pouvait bien entendu suffire pour le cas présent. Les lits dont on put disposer furent réservés pour les hommes les plus malades et pour ceux dont l'état paraissait exiger une surveillance plus spéciale. Le premier soin de M. Delioux fut de faire donner à tous les malades leur hamac, qui fut pendu dans un poste spécial, dans la batterie basse, où, isolés du reste de l'équipage, ils devaient trouver, avec un renouvellement d'air suffisant, un silence et une tranquillité qu'on aurait vainement cherchés ailleurs, à cause des travaux et des manœuvres du bord. Nous n'hésitons pas à croire que cette mesure, adoptée dès le premier jour, et à laquelle, nous devons le dire, l'autorité se préta avec empressement, eut une grande influence sur le prompt rétablissement des malades, pour lesquels la durée moyenne de l'exemption de service n'a été que de quatre jours.

Dans les deux premières périodes de la maladie, des boissons chaudes, légèrement stimulantes, comme du vin chaud sucré léger, furent administrées. A la toux, aux douleurs vives, on opposait spécialement l'opium sous forme de juleps gommeux laudanisés. Plus tard, chez ceux dont la toux et l'expectoration persistaient, nous avons noté les heureux effets des petits vésicatoires appliqués au devant du sternum. Ces deux derniers moyens furent aussi employés efficacement contre les recrudescences et contre les bronchites plus ou moins légitimes qui signalèrent la fin de l'épidémie.

La diarrhée cessait presque toujours d'elle-même ou cédait aux lavements laudanisés.

Lorsque les principaux accidents étaient dissipés, le quinquina fut administré aux hommes très-débilités et dont les forces tardaient à revenir. L'inappétence prolongée, les signes d'embarras gastro-intestinal, cédèrent à de légers purgatifs salins. Les évacuants du tube digestif ne furent pas employés à un autre titre.

Il ne paraîtra peut-être pas inopportun de dire quelques mots sur un moyen de traitement vanté par certains épidémiologistes et repoussé énergiquement par d'autres, bien que ce moyen n'ait pas été employé une seule fois dans le cours de notre épidémie : nous voulons parler de la saignée générale. Nous avons vu un très-grand nombre de malades, surtout pendant la période la plus intense de l'épidémie, chez lesquels, au moment de la réaction fébrile, il semblait qu'il y eût les indications les plus formelles de recourir à la saignée générale : nous avouons, pour notre compte, que si nous avions dirigé le service médical, nous l'aurions plus d'une fois proposée et exécutée, quitte à nous arrêter, si nous l'avions vue suivie de fâcheux résultats. M. Delioux ne crut pas devoir obtempérer à ces indications, qui durent lui paraître alors, ce qu'elles nous paraissent aujourd'hui, plus spécieuses que formelles, et l'événement est venu justifier son abstention. Tous nos malades ont guéri. Bien entendu, nous ne voulons rien préjuger pour une autre épidémie et pour d'autres circonstances. Pour nous, en saignant nos malades, eussions-nous abrégé la durée de la maladie? nous ne le pensons pas. Nous croyons, au contraire, qu'en allant au-devant d'un danger possible, mais non certain, une inflammation viscérale, nous nous serions exposés à retarder la convalescence et le retour des forces, par suite à empêcher nos hommes de reprendre aussi vite leur service, point d'une grande importance dans le traitement des maladies, plus particulièrement peut-être encore à bord que dans d'autres circonstances. Qui nous assure, d'ailleurs, chose plus importante et contraire à l'adage *primum non nocere*, que, en raison des troubles nerveux coexistant avec les autres symptômes, joints à la nature de la cause générale de l'épidémie, la saignée n'eût pas favorisé l'explosion d'accidents ataxo-adynamiques, auxquels n'étaient que trop prédisposés les hommes de notre équipage, par suite d'un long séjour dans des climats dont l'action énervante est connue de tous, et aussi par les ennuis et les fatigues d'une longue navigation?

Nous avons déjà indiqué les moyens qui furent employés pour combattre les symptômes insolites. Inutile donc d'y revenir.

DEUXIÈME PARTIE

I.

EXAMEN DES CONDITIONS HYGIÉNIQUES ET MÉTÉOROLOGIQUES.

En présence d'une maladie qui faisait une si brusque apparition chez nous, sans que rien ait pu la faire prévoir, et dont l'influence, aussi générale qu'inattendue, élevait rapidement le chiffre de nos malades, qu'elle portait en cinq jours au chiffre énorme de 177 (pour cette seule affection), nous devions naturellement nous demander quelle en était la cause. Nous ne voulons pas ici parler, bien entendu, de la cause générale, spécifique qui paraît présider à la génération des épidémies de fièvre catarrhale. Nous n'ignorons pas combien cette question est encore obscure, malgré les tentatives nombreuses faites par des médecins dont le nom fait autorité dans la science. Quelles sont les conditions de son développement? Nous ne reproduirons pas non plus toutes les opinions émises à ce sujet, tant à cause de leur variété que de leur peu de certitude. Conformément au programme que nous nous sommes tracé, nous nous bornerons à examiner les circonstances de régime, de lieu, de température, de climat, en un mot les conditions hygiéniques auxquelles fut soumis notre équipage avant et pendant l'épidémie, en nous aidant du cahier de visite de l'hôpital et des observations quotidiennes faites à bord, à l'aide des instruments de précision destinés à cet usage, par suite de l'observance des règlements.

Sortis de la rade de Brest le 7 janvier 1860, après y avoir fait un séjour de près de deux mois, pendant lesquels l'équipage avait été exposé à un froid rigoureux et à des pluies fréquentes, et soumis à des travaux nombreux à l'extérieur, nécessités par l'armement du vaisseau, nous avions à bord un assez grand nombre d'hommes atteints de maladies diverses, parmi lesquelles prédominaient les affections des organes respiratoires, surtout les bronchites. Leur état s'était amélioré rapidement en atteignant les latitudes tropicales, et beaucoup déjà étaient guéris lorsque nous parvînmes sous la latitude où nous nous trouvions lorsque, pendant notre traversée de retour, éclata l'épidémie dont nous traçons l'histoire. Rien de particulier à noter dans la santé générale de l'équipage, jusqu'à notre entrée dans le détroit de Magellan, où nous séjournâmes six jours et où nous vîmes apparaître de nouveau un grand nombre de bronchites et quelques pleuropneumonies graves, sous l'influence du froid et de l'humidité propres à ces régions. Partis de Valparaiso dans le courant de la même année, nous fîmes aux Marquises d'abord, puis à Taïti, un séjour assez prolongé, pendant lequel nous vîmes apparaître simultanément une vingtaine de cas d'*ictère simple*, dus sans doute à une température très-élevée, qui était loin de nous être encore familière. Parmi ces cas, nous observions un malheureux qui tomba rapidement dans le coma, et mourut après avoir présenté les principaux symptômes de l'*ictère grave*.

Pendant que nous nous sommes trouvés sur la côte occidentale d'Amérique, jusqu'au mois de novembre 1862, tantôt en rade, tantôt à la mer, nous avons séjourné un temps plus ou moins long en différents points, Valparaiso, Callao, les îles Chinchas, Payla, Panama, Acapulco, la santé générale de l'équipage s'était montrée constamment satisfaisante. Nous ne pouvons nous empêcher de l'attribuer en partie à nos relâches fréquentes, au soin avec lequel le navire était toujours abondamment pourvu de viandes et de légumes frais, même à la mer, et aux heureuses conditions hygiéniques du bâtiment. Ce n'est pas que, outre ces maladies propres à tous les climats, comme la phthisie, les affections organiques du cœur, la pneumonie, etc., nous n'ayons observé à l'état sporadique quelques maladies, attribuées à l'influence des climats ou des lieux, comme une hépatite suppurée à Panama, de l'héméralopie, en rade, comme à la mer, quelques fièvres intermittentes, d'assez fréquentes dysentéries, qui se sont terminées le plus souvent par la guérison, quelques-unes par une longue convalescence ou la mort, terminaisons qui paraissaient liées plutôt à des conditions individuelles qu'à des causes générales. Mais, dans aucune circonstance, nous n'avons eu à combattre de maladies, dues à une influence épidémique générale, ayant pris naissance soit à bord, soit dans les lieux que nous avons fréquentés (1).

Après ce rapide coup d'œil rétrospectif jeté sur notre campagne, au point de vue médical, examinons les circonstances plus récentes de notre navigation.

Nous avions quitté Montevideo, le 29 décembre 1863; après une traversée un peu longue, avec une température très-élevée, mais rendue supportable par les pluies de l'équateur et des tropiques, et par des brises fraîches, nous arrivâmes à Gorée le 7 février, avec un état sanitaire général excellent. Nous ne comptions aucune affection fébrile digne d'être notée; cependant, nous devons remarquer que, indépendamment de nos malades atteints de maladies chroniques, il était entré à l'hôpital, depuis notre passage sous la ligne équatoriale, un certain nombre d'hommes atteints d'*héméralopie*. Ce nombre n'avait fait que s'accroître pendant notre mouillage à Gorée, et après notre départ, jusqu'au 17 février. A cette époque, nous avions reçu 55 hommes affectés de cette névrose de l'organe de la vision : 4 en décembre 1862, 18 en janvier, et 37 en février 1863. Notons ici en passant, et bien que cela sorte de notre sujet, que dans cette espèce d'épidémie d'héméralopie, comme dans tous

---

(1) Nous n'avons point voulu faire ici une histoire médicale complète de la campagne du vaisseau. Elle a été faite d'ailleurs et avec plus d'autorité, qu'elle ne le serait par nous, par M. le Dr Délioux, chirurgien principal de la marine, dans un Rapport spécial.

les cas que nous avions observés précédemment, cette maladie s'est toujours montrée à nous dégagée de toute complication, scorbutique ou autre. Le 17 février, veille du jour où se manifestaient les premiers cas de l'épidémie, se montrait à nous le dernier héméralope. Loin de nous la pensée de vouloir établir la moindre relation de cause à effet entre deux classes de maladies aussi distinctes; mais il nous a paru intéressant de signaler cette singulière coïncidence, comme si la cause générale épidémique existante avait voulu annoncer sa présence en faisant cesser toute autre manifestation morbide.

Séjour à Gorée. — Observations du 7 au 14 février.
Latitude, 14° 38′ Nord. — Longitude, Ouest, 19° 46′.

	Thermomètre sec.	mouillé.	press. atmosph.
Moyenne..................	21°5	18°2	756,5
Maximum.................	24°	20°	
Minimum.................	20°	17°	

Les vents dominants pendant notre séjour furent des brises fraîches, pendant le jour, de N.-E.; le soir et la nuit se faisait un peu de calme accompagné de brumes. On éprouve alors des sensations de froid assez vives, ce qui n'est pas rare, comme on sait, à ces heures dans ces climats. La tenue d'hiver, prescrite à partir du coucher du soleil, était non-seulement bien tolérée par nous, mais même indispensable au grand air.

A Gorée, la plus grande partie de notre équipage était descendue à terre. Joyeux de fouler pour la première fois une terre française, depuis plus de deux ans, et voulant fêter par des libations leur prochain retour dans la mère patrie, beaucoup d'entre eux se livrèrent à des excès de boisson. Malgré ces excès, malheureusement trop fréquents chez les marins livrés à eux-mêmes, nous n'observions pas un accroissement notable dans le nombre et la gravité des maladies observées à bord. Ces variations diverses de la température, assez sensibles pour nous, après un long séjour dans des régions à température plus élevée et plus constante, ces écarts de régime eurent-ils une influence sur le développement de l'épidémie? Nous serions assez portés à leur attribuer une large part, sans toutefois les incriminer d'une manière absolue, surtout cette dernière cause; car, en l'admettant, elle ne suffirait pas pour expliquer l'extension de la maladie à l'état-major et à beaucoup de nos hommes qui se sont abstenus de ces excès, puisque rien jusqu'à présent ne démontre qu'elle soit contagieuse. L'épidémie, d'ailleurs, n'éclatait que quatre jours après notre départ de Gorée, qui eut lieu le 14 février.

En rade, nous avions été soumis aux mêmes vents et aux mêmes influences atmosphériques que les habitants de l'île et que les bâtiments mouillés en même temps que nous. Dès cette époque, nous avions pensé à prendre des informations pour savoir ce qui s'était passé là après notre départ. Or, nous avons été favorisé par les circonstances un peu plus tard, qui nous mirent en rapport avec M. le Dr Bénoit, qui était chargé en chef du service médical à l'hôpital de Gorée. Il nous apprit que non-seulement aucune influence épidémique, de quelque nature qu'elle fût, ne se fit sentir à Gorée, à cette époque, mais encore que d'après ses propres observations faites dans l'espace de plus de trois années consécutives, et celles qu'il a pu recueillir, l'affection qui nous occupe y était complétement inconnue.

Autre fait qui paraîtra peut-être plus intéressant à noter. La petite corvette à vapeur *la Zélée*, qui rentrait en France après une longue station sur la côte occidentale d'Afrique, et était restée huit jours en rade, en était partie deux jours avant nous. Faisant la même route que nous, et ayant une marche bien inférieure à la nôtre, elle devait se trouver le 17 à une très-faible distance de nous; eh bien, rien de semblable à ce que nous voyions chez nous ne fut observé dans son équipage : c'est ce que nous avons appris de la bouche même de notre vieil ami, M. le Dr Debauge, alors chargé du service médical à bord de cette corvette.

Nous ne nous étendrons pas davantage sur ce point. Dans le ta-

bléau suivant nous avons réuni jour par jour les observations météorologiques recueillies à bord depuis notre départ de Gorée, jusqu'à notre arrivée à Brest, afin d'indiquer les diverses influences
extérieures auxquelles nous avons été soumis durant ce laps de
temps.

Observations météorologiques.

DATES.	Lati- tude (Nord)	Longi- tude (Ouest)	Direction du Vent.	TEMPÉRA- TURE moyenne.		Pres- sion at- mo- sphé- rique	État du ciel.	OBSERVATIONS.
				Ther- momè- tre sec.	Ther- mo- mètre mouillé.			
	degr. m.	degr. m.		deg. m.	deg. m.	deg. m.		
14 févr.	14 38	19 47	N.-E.	21	18 5	757	beau.	Appareillage à la vap. à 7 h. 15
15 —	15 14	21 06	N.-E.	20 7	18 7	758	Id.	Eteint les feux, mis à la voile, à 10 h. m.
16 —	16 33	23 12	N.-E.	20 7	18 7	758	Id.	A la voile.
17 —	18 14	25 16	N.-E.	21 5	18 4	758,5	Id.	Id.
18 —	19 08	27 00	N.-E.	21 5	18 4	758,5	Id.	Id.
19 —	19 04	29 18	N.-E.	21	18 4	759	Id.	Id.
20 —	20 38	31 04	N.-E.	22 5	18 7	761	nuageux	Id.
21 —	22 54	32 45	N.-E.	21 7	19 2	764	Id.	Id.
22 —	24 39	34 05	N.-E.	21 4	18 4	765	Id.	Id.
23 —	25 09	35 05	N.-E.	20 7	18 4	765	beau.	Id.
24 —	26 36	36 59	N.-E.	20 5	18 4	766,5	Id.	A la voile, à la vap. à 10 h. m.
25 —	29 01	35 47	S.-E.	21 5	18 7	767	Id.	A la vapeur.
26 —	31 34	33 16	S.-S.-E.	20 5	18 7	767	nuageux	A la vap., à la voile à 6 h. s.
27 —	33 45	31 00	O.-S.-O.	20	18	764	pluie.	A la voile, pl. batt. la journée.
28 —	35 19	27 58	N.-O.	18	17 2	762	nuageux	A la voile.
1er mars	37 14	25 49	S.-O.	20	17 7	754	pluvieux	A la voile, pluie presque toute la journée.
2 —	39 32	23 20	N.-O.	14 5	12	753	nuag. gr.	Id. id.
3 —	40 57	21 49	S.-O.	13 2	10.5	749	nuag. be.	Id. id.
4 —	43 41	19 31	N.-O.	13	9	743	nuag. pl.	Id. id.
5 —	45 40	16 04	S.-O.	12 5	8 5	746	nuag. be.	Id. id.
6 —	48 05	12 25	N.O.S.O.	14	10	748	pluvieux	A la voile, vapeur à 10 h.
7 —	En vue de Brest		S.O.N.O.	9	8 5	749	Id.	A la vapeur.

Dans ce tableau nous n'avons pas fait figurer d'observations touchant l'état électrique de l'air, faute d'instruments pour cet usage.
Elles n'eussent sans doute pas été sans intérêt au point de vue de
cette opinion, qui s'est produite dans ces dernières années, que
l'ozone joue un rôle important dans la production des fièvres catar-

rhales épidémiques. Nous regrettons de n'avoir pas fait de recher-
ches dans ce sens, mais nous devons dire que, fort attentif à tout
ce qui se passait autour de nous, nous n'avons remarqué ni trombes,
ni nuages orageux, ni pluies d'orage, ni tonnerre, rien en un mot
qui pût annoncer un état électrique particulier de l'atmosphère am-
biante, dans un rayon assez étendu autour de nous.

II.

MARCHE. — INFLUENCE GÉNÉRALE DE L'ÉPIDÉMIE.

Nous avons cru devoir commencer cet article par un tableau qui
indique et résume les principaux traits qui ont caractérisé l'épidémie. Cette statistique ne comprend que les malades ayant subi
d'une manière plus ou moins grave les atteintes du mal régnant.

Dates	18 fév.	19	20	21	22	23	24	25	26	27	28	1 mars	2	3	4	5	6	7	8	
Entrants	5	24	71	57	41	35	18	19	17	25	18	10	15	18	22	10	12	7	»	421 tot.
Sortants	»	»	»	4	14	39	53	39	23	29	25	29	17	24	11	21	34	7	2	373 tot.
Exempts de service	5	26	97	150	177	173	138	118	112	108	101	82	80	74	86	72	50	50	48	

La durée moyenne de l'exemption de service pour chaque homme
traité a été de 3 jours 16 heures.

Rechutes depuis le 25 février jusqu'au 8 mars exclusivement : 58.

Envoyés à l'hôpital de terre (Brest) pour bronchite ou convalescence : 8.

L'effectif des hommes présents à bord était de 917. Donc la
maladie a forcé les 45,9 pour 100 à interrompre le travail.

Faisons remarquer d'abord à propos de ce tableau qu'il est loin de donner le chiffre exact des personnes atteintes par l'épidémie. En effet, nous n'avons pas fait entrer dans notre statistique les cas, bien qu'assez nombreux et assez importants, notés sur l'état-major. Sur 43 personnes qui le composaient, y compris les passagers au nombre de 5, 22 ont été malades. En outre, un assez grand nombre d'hommes, les uns parce qu'ils se sentaient peu malades, les autres bien qu'assez souffrants, par forfanterie ou par courage, refusèrent de se faire exempter de service. Ils ne se présentaient à nous que dans le but de participer au bénéfice des boissons chaudes, que les employés de l'hôpital ne cessaient de préparer nuit et jour et en très-grande quantité à la fois, sans pouvoir suffire à la consommation, pendant la période la plus active de l'épidémie. Aussi ne croyons-nous pas exagérer et n'être pas éloigné de la réalité, en élevant à 50 p. 100 la proportion indiquée plus haut, 45 p. 100, si nous voulons donner une idée exacte du nombre des malades.

Nous disions plus haut, que nous ne pensions pas pouvoir prendre le chiffre de trois à quatre jours pour exprimer la durée moyenne de la maladie. Il ne représente en réalité que la durée moyenne de l'exemption de service, ce qui n'est pas tout à fait la même chose. Les exigences du service du bord nous imposaient 'obligation de ne garder que les hommes les plus malades. Beaucoup de ces malheureux nous quittaient incomplétement guéris, ou dans un état de faiblesse qui eût fait prolonger dans toute autre circonstance leur séjour au lit ou à l'hôpital. Nous estimons que la maladie n'avait pas en moyenne une durée moindre de six à sept jours.

On sait que les matelots formant l'équipage d'un bâtiment de guerre, surtout lorsqu'il est mixte comme *le Duguay-Trouin* (c'est-à-dire allant tantôt à la voile, tantôt à la vapeur), sont divisés par catégories, ayant chacune des *fonctions* spéciales, et qu'il en résulte pour chacune d'elles des conditions de vie, de régime, toutes particulières, et constituant souvent au point de vue de l'hygiène une véritable *profession*. Ainsi, pour n'en citer qu'un exemple, le *gabier*, qui est toujours sur le pont ou dans la mâture, plus de la moitié du jour et de la nuit, où il est exposé à toutes les intempéries de l'air, ne vit pas dans les mêmes conditions hygiéniques que le *mécanicien* ou le matelot *chauffeur*, qui peuvent se dispenser de monter sur le pont ou du moins d'y séjourner, et dont le service se fait constamment dans les parties basses du navire, dans lesquelles ils trouvent un air moins facilement renouvelé, et une température plus constante, parfois très-élevée. D'après cela on pourrait penser que les uns durent subir plus vite et plus violemment l'influence de l'épidémie que les autres. Or, il n'en fut pas ainsi absolument. La profession, entendue comme nous l'avons expliquée plus haut, ne fut pas une cause prédisposante bien active, ni bien accusée, au début du moins de l'épidémie. Nous comptions, il est vrai, à cette époque, parmi nos malades un assez grand nombre de gabiers, qui sont en général les hommes les plus robustes et les plus courageux d'un équipage; mais aussi nous trouvions parmi les premiers atteints des personnes appartenant à l'état-major ou à d'autres professions, que nulle exigence de service n'avait appelées sur le pont, ou n'y appelait habituellement.

Nous n'avons noté rien de particulier touchant le tempérament ou la constitution des sujets.

Quant à l'âge, nous avons fait cette remarque : que les mousses, âgés de 14 à 16 ans, furent pour le nombre, comme pour l'intensité des symptômes, plus épargnés que les adultes les plus robustes. Il faut peut-être l'attribuer en partie aux soins tout paternels dont ces enfants sont entourés à bord de nos bâtiments de guerre, et à leur service peu fatigant, proportionné à leurs forces. Chez quelques hommes déjà arrivés à la quarantaine et plus usés par le service que par les années, comme cela est si commun parmi les marins, les symptômes ont été plus lents à suivre leur évolution naturelle, et la convalescence plus difficile à s'établir; cependant nul accident grave n'est venu entraver leur guérison définitive.

Du reste, nous ne possédions pas à proprement parler de vieillards. On sait que dans les épidémies de cette nature, ce sont eux qui sont principalement exposés aux inflammations consécutives, surtout aux pneumonies secondaires, et qui fournissent à la mortalité le chiffre le plus élevé. Nous considérons cette absence de vieillards à notre bord, comme une des causes qui contribuèrent à la bénignité de l'épidémie.

Pendant la période principale de l'épidémie toutes les autres manifestations morbides ont paru se taire, comme pour faire place à l'influence nouvelle, ou elles furent absorbées par elle. Nous vîmes bien des affections rhumatismales, mais toutes légères et paraissant liées à la cause générale : pas de rhumatisme articulaire aigu, nulle autre affection fébrile essentielle ou symptomatique. Quant aux malades déjà présents à l'hôpital, et en cours de traitement pour des maladies organiques du cœur, ou chroniques du poumon, ils ne furent pas plus épargnés que les hommes valides, mais leur état antérieur n'a pas semblé s'aggraver, et les symptômes de la fièvre catarrhale n'ont paru chez eux ni plus graves, ni plus lents à se dissiper. Un malheureux phthisique, parvenu au dernier degré de sa triste maladie, est mort le 22 février, sans que sa fin ait semblé avancée par la maladie régnante, dont aucun signe ne fut découvert chez lui, malgré les soins assidus dont il était entouré.

L'épidémie était venue s'abattre sur nous au milieu des conditions les plus favorables de navigation, de température et des autres phénomènes météorologiques, ce dont on pourra se convaincre en se reportant à notre tableau n° 1. Nous pouvions espérer que, pendant quelques jours encore, elles changeraient peu. Mais les circonstances de la navigation, fâcheuses sous ce rapport, qui nous rapprochaient rapidement des latitudes plus basses, allaient faire succéder brusquement à une température moyenne, relativement élevée, et à un ciel pur et sec, un vent froid et une atmosphère chargée d'humidité. Aussi n'étions-nous pas sans de vives inquiétudes sur les conséquences possibles de ces mauvaises conditions climatériques. Nous avions à la pensée le souvenir de tant d'épidémies de cette nature qui avaient été suivies d'autres épidémies plus graves, ou de phlegmasies des organes thoraciques. Heureusement, nos craintes ne se réalisèrent pas, ou du moins nos prévisions allaient bien au delà de l'événement. Après avoir suivi une marche ascendante rapide et être restée à peu près stationnaire jusqu'au 28 février nous vîmes l'épidémie, à partir de ce moment, décroître sensiblement, pour le nombre comme pour l'intensité des cas observés. Nous n'avions plus guère que des fièvres atténuées et modifiées par des influences nouvelles, ou par l'affaiblissement de la cause qui avait donné naissance à l'épidémie.

Du 24 au 27 février, les feux furent allumés pour traverser une bande de calmes s'étendant du 26e au 32e degré de latitude. Nous vîmes alors entrer à l'hôpital un grand nombre de matelots chauffeurs, chez qui une exposition prolongée à des foyers de température très-élevée avait été une cause puissante de déperdition de forces et aussi de refroidissement. Deux d'entre eux en particulier vinrent nous trouver dans un grand état de prostration, avec fièvre, gêne respiratoire, point de côté fort douloureux, qui nous firent craindre l'explosion prochaine d'une maladie grave. Fort heureusement, les accidents se dissipèrent promptement et comme par enchantement sous l'empire des moyens les plus simples : chaleur du lit, boissons légèrement stimulantes et chaudes. Encore ici une diaphorèse abondante parut juger l'affection.

Enfin, dès le mois de mars, la pluie, le froid, les nuits plus fraîches et plus humides, entretinrent un certain nombre de bronchites, entravèrent quelques convalescences, et firent rentrer à l'hôpital plusieurs hommes qui s'étaient trouvés assez bien pour demander eux-mêmes à reprendre leur service, et que la prudence eût conseillé de garder encore quelques jours pour leur entière guérison. C'est à ces causes et à ces rechutes, et non à une recrudescence de l'épidémie, qu'il faut attribuer le chiffre plus élevé de nos entrants, du 1er au 4 mars.

On a pu voir que l'épidémie que nous avons relatée a exercé une influence générale, mais aussi qu'elle a été d'une grande bénignité, comme tant d'autres dont la science possède l'histoire. Beaucoup de nos malades nous ont avoué cependant n'avoir jamais plus souffert que dans les deux ou trois premiers jours de leur maladie, et avoir eu des craintes sérieuses sur son résultat, opinion que l'intensité des symptômes observés eût pu faire partager au médecin, si un seul élément pouvait suffire à établir le pronostic d'une maladie.

CONCLUSIONS.

Nous sommes arrivé à la fin de notre tâche, ayant toujours en vue le but que nous nous sommes proposé au début de ce travail. En le terminant, nous avons voulu présenter quelques idées générales, qui nous paraissent ressortir des faits dont nous nous sommes fait l'historien fidèle et désintéressé : présentées sous forme de conclusions elles serviront en outre de formule à notre opinion sur ce sujet :

1° La maladie que nous avons observée et décrite est bien ce que l'on a à différentes époques et sous différents climats décrit sous les noms de *grippe, influenza, bronchite catarrhale, affection catarrhale,* etc.

2° Elle a été caractérisée par quatre éléments morbides principaux : *fièvre, congestion, hypersécrétion des muqueuses, troubles nerveux.*

3° Les muqueuses affectées par ordre de fréquence sont les muqueuses des voies respiratoires, de l'intestin, de l'œil.

4° Dans quelques cas, la prédominance de certains symptômes, du côté du tube digestif et du système nerveux, a donné à la maladie une physionomie toute spéciale, digne d'être notée.

5° Elle s'est montrée, comme cela a lieu si souvent, à l'état épidémique, c'est-à-dire sous l'influence d'une cause générale, spécifique, inconnue dans son essence, indépendante de toute condition climatérique ou météorologique appréciable.

6° L'influence de l'épidémie a été très-générale, ayant atteint plus de la moitié de l'équipage. Elle a été d'une grande bénignité : dans son évolution rapide, elle a été exempte de toute complication et de toute conséquence graves.

7° Le traitement qui fut suivi fut très-simple et laissa en définitive la plus grande part à la nature. Les heureux résultats qui furent obtenus prouvent que dans certaines épidémies de cette nature le médecin ne doit pas trop se hater d'intervenir activement, surtout au début, daus la crainte d'être au moins inutile. Bien entendu, ce que nous disons ici ne préjuge en rien d'une manière absolue la conduite à tenir dans toute autre circonstance, le génie propre à chaque épidémie étant fort variable. C'est donc au médecin de l'étudier avec soin, et après l'avoir reconnu, d'en tirer les indications les plus précieuses pour sa thérapeutique.

QUESTIONS

SUR

LES DIVERSES BRANCHES DES SCIENCES MÉDICALES

Physique. — Des expériences de Galvani; explication de Volta. Découverte de la pile.

Chimie. — Des oxydes de mercure et d'argent; leur préparation. Caractères distinctifs de leur dissolution.

Pharmacologie. — Des emplâtres en général ; de l'emplâtre simple et de l'emplâtre brûlé ou onguent de la mère. Indiquer la théorie de leur préparation; des emplâtres composés et des écussons. Des saparadraps, des taffetas, et des papiers agglutinatifs.

Histoire naturelle. — Quels sont les tissus qui constituent les végétaux? Existe-t-il quelque analogie entre la structure de ces tissus et ceux des animaux? Quelle est la nature des substances contenues dans le tissu utriculaire des végétaux ?

Anatomie et histologie normales. — Des tissus contractiles.

Physiologie. — De la sécrétion du suc gastrique et de ses usages.

Pathologie interne. — De la péritonite chronique.

Pathologie externe. — De l'irido-choroïdite aiguë.

Pathologie générale. — Des crises.

Anatomie et histologie pathologiques. — Des lésions athéromateuses des artères.

Accouchements. — De la rupture artificielle des membranes.

Thérapeutique. — De l'emploi des purgatifs.

Médecine opératoire. — Dans quels cas peut-on tenter la conservation de la main ou des doigts dans les plaies par arrachement ou par écrasement des doigts ou de la main ?

Médecine légale. — Des empoisonnements par les gaz des égouts et des fosses d'aisances.

Hygiène. — Des bains de mer.

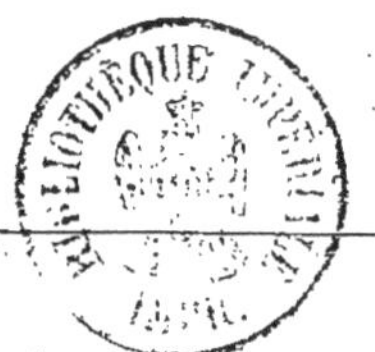

Vu, bon à imprimer.

GRISOLLE, Président.

Permis d'imprimer.

Le Vice-Recteur de l'Académie de Paris.

MOURIER.